# ETUDE

SUR LE

# COLCHIQUE D'AUTOMNE

PAR

## H. HOUDOUX,

Pharmacien de 1re classe,
Lauréat Chimiste,
Ancien interne des hôpitaux de Paris,
(Hôtel-Dieu).

PARIS
A. PARENT, IMPRIMEUR DE LA FACULTÉ DE MÉDECINE
29-31, RUE MONSIEUR-LE-PRINCE, 29-31

1880

# ETUDE



# COLCHIQUE D'AUTOMNE

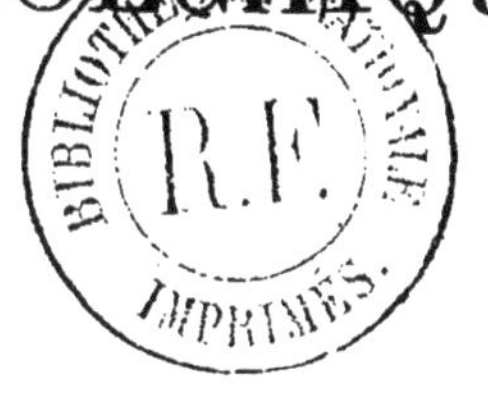

PAR

## H. HOUDOUX,

Pharmacien de 1re classe,
Lauréat Chimiste,
Ancien interne des hôpitaux de Paris,
(Hôtel-Dieu).

PARIS
A. PARENT, IMPRIMEUR DE LA FACULTÉ DE MEDECINE
29-31, RUE MONSIEUR-LE-PRINCE, 29-31

1880

A M. CHATIN

Directeur de l'Ecole de pharmacie de Paris
Officier de la Légion d'honneur
Membre de l'Institut, de l'Académie de médecine et du consel
supérieur de l'instruction publique.


Hommage respectueux de l'auteur.

# ETUDE

SUR LE

## COLCHIQUE D'AUTOMNE

Parmi les plantes indigènes les plus remarquables par leurs propriétés toxiques et thérapeutiques, immédiatement après les solanées vireuses et la digitale, on peut citer le colchique d'automne. L'énergie de son action sur l'économie animale, et l'heureuse application qu'on a faite de ses propriétés curatives au traitement de la goutte et des rhumatismes, rendent l'étude de ce végétal très intéressante pour les personnes qui s'occupent des sciences médicales et pharmaceutiques.

Aussi, depuis l'époque où les succès thérapeutiques du colchique l'ont rendu le spécifique incontesté de la diathèse goutteuse, un certain nombre de chimistes éminents ont étudié cette substance pour isoler les principes immédiats qu'elle renferme. D'un autre côte, lés thérapeutistes ont examiné son action avec beaucoup de soin, et l'ont employé sous les formes pharmaceutiques les plus diverses.

Malheureusement les différentes préparations qui ont le colchique pour base manquent toutes d'une qualité qu'on doit exiger de tout médicament sérieux : c'est la constance de composition sans laquelle on ne peut espérer d'effets physiologiques bien déterminés. La quantité de matière active qu'elles contiennent varie d'une préparation à l'autre selon qu'on emploie les bulbes, les semences ou les fleurs. La mê me préparation peut aussi présenter une différence très grande dans son action thérapeutique selon l'habitat de la plante, l'époque où elle a été recueillie, l'état sec ou frais des parties employées et leur conservation plus ou moins parfaite.

De plus, il résulte des observation de plusieurs auteurs auxquelles je puis joindre celles qui me sont personnelles, que les diverses parties du colchique ainsi que les préparations officinales qu'il fournit à la pharmacie perdent une partie de leurs propriétés quand on les conserve longtemps exposées à l'air et à la lumière.

Pour un médicament aussi énergique que le colchique cette considération a une importance de prèmier ordre. C'est ce qui m'a engagé à étudier cette substance au point de vue pharmacologique et à rechercher s'il serait possible, à défaut d'une espèce chimique cristallisée et bien définie, de trouver une forme d'administration de ce médicament qui fût invariable dans ses effets thérapeutiques et d'une conservation indéfinie.

J'espère y avoir réussi autant que me l'ont permis les connaissances actuelles que j'ai trouvées exposées dans les publications scientifiques et les moyens d'étude que j'ai eus à ma disposition.

# I.

Le colchique ou narcisse d'automne (κολίκον de Dioscoride, εφήμερον de Théophraste, *colchicum autumnale* de Linné) est une plante herbacée fort commune dans les prairies humides de l'Europe méridionale et tempérée. Les anciens Grecs, qui la considéraient comme un violent poison, lui avaient donné le nom de κολίκον parce qu'elle croissait en abondance dans la Colchide, pays célèbre dans l'antiquité pour ses plantes vénéneuses.

Bauhin et Tournefort la placèrent dans l'ordre des Liliacées, et Linné dans l'Hexandrie trigynie, 6ᵉ classe de son système. Puis, Jussieu la classa dans sa famille des Joncées, composée d'un grand nombre de genres très différents les uns des autres. Ces genres, mieux étudiés plus tard, ont été répartis en plusieurs familles distinctes parmi lesquelle se trouve la famille des Colchicacées de De Candolle ou Mélanthacées de Robert Brown, dont le colchique est le genre typique.

Cette plante présente une particularité très remarquable : c'est qu'elle ne montre jamais en même temps ses fleurs et ses feuilles. Ces dernières poussent au printemps tandis que les fleurs paraissent toutes seules à l'automne sans feuilles ni tiges, naissant immédiatement de la partie souterraine de la plante.

Les fleurs de colchique sont d'un violet rose et disposées, comme l'a démontré le professeur Baillon, en cymes unipares scorpioïdes. Leur périanthe est simple, à six divisions ovales, lancéolées, obtuses, longues d'environ trois centimètres. Elles sont placées sur deux rangs et étalées à la partie supérieure qui est infundibuliforme et campaniforme. Leur partie inférieure est soudée en un long tube cylindrique sortant du bulbe. A la base de la partie dilatée de la corolle sont attachés et disposés sur deux rangs six filets déliés qui supportent des anthères allongées, vacillantes et s'ouvrant par deux fentes longitudinales.

Le pistil consiste en un ovaire placé au fond du tube périanthique ; il est libre et à trois loges contenant un grand nombre d'ovules portés sur un placenta axille. Il s'en élève trois longs styles filiformes terminés par autant de stigmates crochus. Ces styles qui sont très déliés parcourent toute la longueur du tube du périanthe en s'accrochant aux filets staminaux pour que les stigmates arrivent près des anthères et reçoivent le pollen.

Au moment de la fécondation, la partie souterraine de la plante consiste en un bulbe plein, enveloppé de tuniques membraneuses, noirâtres et scarieuses, et portant des gaines foliaires, représentant des feuilles qui se sont arrêtées dans leur développement. La partie inférieure du bulbe porte de nombreuses racines fibreuses, touffues et comme entrelacées.

Pendant l'hiver, les fleurs et les organes floraux disparaissent, excepté l'ovaire fécondé qui reste sous la terre, se développe peu à peu, puis au printemps s'élève au-dessus du sol, à l'état de fruit parfait entouré par les feuilles, qui pendant ce temps ont achevé leur croissance.

Les feuilles sont grandes, planes, d'un assez beau vert, très glabres, aiguës, lancéolées, très entières, longues de 10 à 25 centimètres, larges de 2 à 6, engainées à leur base et réunies trois ou quatre ensemble en une sorte de touffe au milieu de laquelle est le fruit.

Ce fruit est une capsule triloculaire qui, à sa maturité, se sépare en trois valves par trois fentes longitudinales s'ouvrant du sommet à la base. Il s'en échappe une grande quantité de petites graines d'un brun noirâtre, arrondies ou ovales, rugueuses, mates et pourvues d'une sorte d'arille court, renflé, spongieux, et de la même couleur que la graine.

A ce moment le bulbe a terminé son existence végétative ; il est devenu mou et flasque ; mais il porte, à sa face inférieure et ventrale, une tige florifère qui se loge dans une rainure qu'elle s'est creusée elle-même en poussant. Elle porte des gaines foliaires qui deviennent dans la suite de véritables feuilles. Cette tige se renfle peu à peu à sa base qui devient un nouveau bulbe sur lequel il se produit deux bourgeons, l'un à l'aisselle d'une gaine foliaire supérieure et l'autre à l'aisselle d'une gaine foliaire inférieure. Le premier avorte tandis que le dernier se développe en une nouvelle tige florifère qui recommence la même évolution.

Quand on connaît les diverses phases de la végétation du colchique, il est facile de se rendre compte de la conformation du bulbe de cette plante tel qu'il existe dans le commerce de la droguerie. Dépouillé des tuniques noirâtres et scarieuses qui l'enveloppent, il se présente sous forme d'un marron dont la face plane serait creusée longitudinalement d'une gouttière profonde. Sa surface est de couleur brune ocracée et marquée de rides longitudinales assez régulières. Il porte diverses empreintes qui peuvent servir à le caractériser, de telle sorte qu'il est impossible de le confondre avec aucun autre produit analogue. Ainsi on remarque sur le bulbe de colchique :

1° Tout à fait à la base, une cicatrice arrondie qui représente l'insertion du bulbe sur celui qui lui a donné naissance, et tout près une autre cicatrice à la place où les racines étaient attachées.

2° A la base de la gouttière, la trace de l'insertion de la tige florifère qui est devenue la plante de l'année suivante.

3° Sur la face dorsale, un peu vers le haut, une petite fissure à la place du bourgeon qui ne s'est pas développé.

4° Au sommet du bulbe, une cicatrice à l'endroit où étaient insérés les organes de végétation aérienne qui se sont détruits après avoir accompli leurs fonctions.

Le corps du bulbe se compose d'une zone extérieure mince et brune entourant une masse blanchâtre dans laquelle se trouvent disséminés un certain nombre de faisceaux fibro-vasculaires de couleur jaune brunâtre Le tissu cellulaire qui comprend presque toute la masse du bulbe est formé de cellules arrondies, légèrement polygonales, remplies de nombreux grains de fécule. Ces grains, dans lesquels on ne peut distinguer des couches concentriques bien évidentes, ont un diamètre de 10 à 15 centimètres de millimètre et sont isolés ou réunis par groupe de deux ou quatre accolés ensemble. Ils sont de forme arrondie et portent un hile très développé dont les branches sont disposées en étoiles à trois ou quatre rayons qui atteignent les bords de la circonférence du grain par leur extrémité.

Les semences de colchique sont de forme à peu près sphérique, de 2 à 3 millimètres de diamètre, d'un brun foncé se rapprochant de la couleur de la suie. Elles sont dures, rugueuses, mates, de consistance cornée et pourvues autour de l'ombilic d'un épaississement charnu et spongieux que beaucoup d'auteurs considèrent comme un arille. Leur surface est légèrement gluante lorsqu'elles sont récentes, ce qui fait qu'elles peuvent se coller ensemble quand elles sont pressées dans la main. Elles sont composées d'un épisperme constitué par un tissu de cellules brunes qui contiennent des graines de fécule amylacée semblables à ceux du bulbe. Au-dessous se trouve un albumen corné formant la masse presque tout entière de la graine ; il est composé de rangées de cellules régulières dont les parois sont épaisses et ponctuées. Ces cellules ne contiennent pas d'amidon, mais une matière plasmique granuleuse et de fines gouttelettes d'huile grasse. L'embryon est très petit et placé à l'extrémité opposée au hile. L'organisation de l'arille est à peu près semblable à celle de l'épisperme; comme ce dernier il renferme de gros grains de fécule amylacée.

Je ne ferai que mentionner l'Hermodacte (ἑρμοδάκτυλο

de Paul d'Egine), bulbe d'une espèce de colchique, le *colchicum variegatum.*

Les Hermodactes sont plus gros que les bulbes de colchique. leur surface est lisse, de couleur ocreuse blanchâtre, le sillon longitudinal est moins profond, plus large et brusquement atténué à la base. Le tissu parenchymateux est homogène, compact et friable ; il contient de gros grains de fécule réunis deux par deux ou trois par trois et marqués d'un hile à deux branches. Quoique ces bulbes, d'après quelques auteurs, soient plus actifs que ceux du colchique, ils sont aujourd'hui entièrement inusités.

## II

ANALYSE CHIMIQUE DU COLCHIQUE. EXTRACTION
ET PROPRIÉTÉS DE LA COLCHICINE.

La composition chimique du colchique n'a pas encore été jusqu'à présent déterminée avec une exactitude absolue. Malgré les travaux d'un certain nombre de savants, beaucoup de points restent obscurs dans l'histoire chimique de cette plante.

A peine ébauchée en 1810 par Mélander et Moretti, l'étude du colchique fut reprise en 1820 par Pelletier et Caventou qui crurent y trouver de la vératrine. Ils assignèrent au bulbe la composition suivante :

Supergallate de vératrine, matière grasse, matière colorante jaune, gomme, amidon, inuline, lignine (Ann. de chim. et phys. t. XIV). .

En 1832, Büchner en retira un produit auquel il donna le nom d'*extractif amer du colchique*. Ce n'était autre chose que de la colchicine impure.

L'année suivante, Geiger et Hesse isolèrent une substance qu'ils regardèrent comme un alcaloïde. Ils lui reconnurent des propriétés extrêmement toxiques et lui donnèrent le nom de *colchicine*. Voici le procédé d'extraction indiqué par ces deux chimistes :

Les semences de colchique convenablement divisées sont épuisées à chaud par de l'alcool à 90° aiguisé d'acide sulfurique. A la solution filtrée, on ajoute de la chaux hydratée, on filtre de nouveau et on sature par de l'acide sulfurique. On distille pour retirer l'alcool et on ajoute du carbonate de potasse ; il se forme un précipité qu'on dessèche et qu'on reprend par l'alcool absolu. La solution est additionnée de charbon animal pour décolorer et filtrer ; puis on l'évapore à une douce chaleur. La colchicine cristallise ; on la purifie par de nouvelles cristallisations ou bien on la transforme en sulfate qu'on traite par la chaux et par l'alcool.

D'après Geiger et Hess, la colchicine ainsi obtenue cristallise en prismes ou en aiguilles incolores dans une solution étendue. Si la liqueur est trop concentrée on l'obtient sous forme d'une couche résinoïde. Elle possède des propriétés légèrement alcalines et est soluble dans l'eau, l'alcool, l'éther et le chloroforme. Elle est inodore et sa saveur est âcre et amère. Elle neutralise les acides et forme avec eux des sels difficilement cristallisables et solubles dans l'eau et dans l'alcool.

La colchicine de MM. Geiger et Hesse présente les réactions suivantes : sa solution aqueuse donne par la teinture d'iode un précipité rouge kermès, par le bichlorure de platine un précipité jaune, par l'infusion de noix de galle un précipité blanc jaunâtre floconneux. L'acide azotique concentré versé sur la colchicine sèche se colore en bleu ou violet foncé passant au vert olive et au jaune. L'acide sulfurique la colore en jaune brunâtre ; ce caractère la distingue de la vératrine que le même réactif colore en violet pourpre.

En 1857, M. Léon Oberlin, professeur à l'école de pharmacie de Strasbourg, publia dans les Annales de pharmacie et de chimie un travail qui infirme en certains points les faits admis par Geiger et Hesse. D'après M. Oberlin la colchicine de ces deux chimistes est un produit complexe qui ne peut cristalliser ni former de sels définis. Elle se dédouble par l'action des acides étendus en une substance résineuse et en un corps neutre cristallisable qu'il a proposé de nommer *colchicéine*.

Cette substance cristallise en lamelles nacrées presque insolubles dans l'eau froide, plus solubles dans l'eau chaude et solubles dans l'alcool, l'éther et le chloroforme. L'acide sulfurique et l'acide benzoïque la dissolvent en formant une solution d'un jaune intense ; l'acide chlorhydrique donne une solution d'un jaune clair et l'acide azotique une solution incolore. La colchicéine se dissout également dans la potasse, la soude et l'ammoniaque ; ce dernier dissolvant l'abandonne en cristaux par évaporation à l'air.

Elle est inaltérable à l'air et fond vers 155° ; elle n'est pas volatile et n'a aucune action sur les réactifs colorés. Elle se colore en vert par le perchlorure de fer et n'est pas précipitée de ses dissolutions par l'infusion de noix de galle. L'eau de baryte la précipite à l'état gélatiniforme.

M. Oberlin la considère comme un isomère de la colchicine et lui attribue la formule : $C^{34}H^{19}AzO^{10}$. Il s'est assuré par des expériences nombreuses que ce corps, qu'il avait d'abord cru un violent toxique, n'a, en réalité, que très peu d'action sur l'organisme animal. A la dose de 50 centigrammes la colchicéine n'a amené que quelques accidents passagers. Elle préexiste dans le colchique et s'obtient par l'action des acides chlorhydrique ou sulfurique sur la solution aqueuse de la colchicine. Au bout de quelques semaines la colchicéine se dépose ; on la recueille et on la dissout dans l'alcool ; elle cristallise par l'évaporation spontanée de la solution alcoolique.

De plus, M. Oberlin affirme, contrairement à l'opinion des premiers chimistes qui se sont occupés du colchique, qu'aucune partie de cette plante ne contient de vératrine et que la colchicine existe au contraire dans les semences, les bulbes, les fleurs, les feuilles et les capsules du colchique.

MM. Ludwig et Hubler ont dans ces derniers temps confirmé et complété les travaux de M. Oberlin. M. Hubler a obtenu une colchicine amorphe à laquelle il assigne la formule : $C^{34}H^{19}AzO^{10}$. Voici comment on l'obtient :

Après avoir épuisé les semences de colchique par l'alcool bouillant, on étend la solution de vingt fois son volume d'eau froide pour séparer la matière grasse. Puis on traite le liquide aqueux par du sous-acétate de plomb qui précipite les matières colorantes; l'excès de plomb est ensuite enlevé par le phosphate de soude. La liqueur filtrée est additionnée d'une solution de tannin qui précipite la colchicine à l'état de combinaison tannique. Ce précipité est desséché entre des feuilles de papier buvard puis broyé avec de l'hydrate de plomb humide récemment précipité. Ensuite le mélange est séché au bain-marie et traité par de l'alcool bouillant qui dissout la colchicine et l'abandonne par évaporation à l'air libre.

La colchicine ainsi obtenue se présente sous la forme d'une matière résinoïde colorée en jaune, soluble dans l'eau ou dans l'alcool. Elle est très amère et d'une odeur résineuse analogue à celle du foin; elle est neutre aux réactifs colorés. Elle fond à 140° et brûle avec une flamme fuligineuse; chauffée avec de la potasse elle dégage de l'ammoniaque. Elle possède les propriétés actives du colchique.

M. Hubler, contrairement aux opinions de M. Oberlin prétend que la colchicéine ne préexiste pas dans le colchique. Je reviendrai plus tard sur ce sujet.

En 1868, M. Maisch a publié dans The American Journal of Pharmacy, un mémoire qui confirme les travaux de MM. Oberlin, Ludwig et Hubler. D'après lui, la colchicine est une poudre jaunâtre, amorphe, très amère, soluble dans l'eau et dans l'alcool, peu soluble dans l'éther. Sa solution aqueuse se trouble avec le temps et il se forme de la colchicéine. Elle fond par la chaleur et brûle sans résidu. Elle a une réaction alcaline sur le papier de tournesol et se colore en jaune par les acides et les alcalis. Les oxydants la colorent en violet et en bleu, puis en jaune. Elle ne donne pas de glucose en se transformant en colchicéine ; ce n'est donc pas un glucoside. Ses sels sont solubles, mais les solutions sont instables et donnent de la colchicéine.

Tels sont les renseignements fournis par les auteurs sur le principe actif du colchique et son extraction. Jusqu'à présent cette matière n'a pu être obtenue qu'amorphe, et malgré tous les essais que j'ai tentés, je n'ai pas été plus heureux que mes devanciers. Je me suis servi des dissolvants les plus divers : benzine, alcool, eau, chloroforme, alcool amylique, esprit de bois, etc., et je n'ai obtenu par évaporation des solutions étendues ou concentrées que la même matière résinoïde, jaunâtre et amorphe.

Quelques auteurs prétendent qu'on peut l'obtenir en petits cristaux, par évaporation spontanée de sa solution hydro-alcoolique. Je n'ai pu obtenir ce résultat.

La sublimation indiquée par le professeur Helwig (de Mayence) pour obtenir les alcaloïdes avec facilité sous leurs formes cristallines caractéristiques, ne m'a donné aucun résultat. La colchicine ne se sublime pas, elle fond par la chaleur et se décompose complètement si on dépasse la température de fusion.

Après avoir essayé tous les modes d'extraction de la colchicine indiquée par les auteurs, je me suis arrêté au procédé suivant qui m'a semblé le plus commode et le moins coûteux :

Les bulbes ou semences de colchique, convenablement divisés, ont été mélangés intimement avec une solution concentrée d'acétate de plomb cristallisé de façon à former une bouillie molle. Ce mélange a été abandonné pendant douze heures à une température de 40° environ. Au bout de ce temps, il a été traité jusqu'à épuisement par de l'eau distillée froide. La liqueur obtenue était peu colorée; mais une goutte posée sur la langue présentait d'abord la saveur douceâtre des sels de plomb, puis une amertume extrême mêlée d'âcreté.

La liqueur filtrée a été additionnée d'une solution de phosphate de soude jusqu'à cessation de précipité. Tout le plomb en excès ayant été ainsi éliminé, la liqueur filtrée a été traitée par une solution claire de tannin pur qui a déterminé un précipité assez abondant.

Ce précipité constituant le tannate de colchicine a été exprimé entre des feuilles de papier buvard, puis mélangé intimement avec de l'hydrate de plomb fraîchement obtenu. La pâte molle résultant du mélange a été exposée pendant douze heures dans une étuve chauffée à 40° et le vase qui la contenait a été recouvert d'une cloche afin d'empêcher que l'évaporation ne fût trop rapide.

Au bout de douze heures de contact, la décomposition du tannate étant accomplie et le mélange complètement desséché, il a été traité par la benzine pure qui a abandonné la colchicine par évaporation spontanée.

Ce procédé est très avantageux en ce qu'il n'exige aucun réactif ni dissolvant coûteux. Il donne la colchicine tout à fait pure et soluble dans l'eau en toutes proportions.

Ainsi obtenue, la colchicine présente les propriétés organoleptiques et physiques décrites plus haut. Les réactions qui la caractérisent sont les suivantes :

1° L'acide sulfurique concentré, versé sur la colchicine donne une couleur jaune intense qui persiste longtemps. La réaction est visible sur un 20ᵉ de milligr. de substance ;

2° L'acide azotique de 1,4 de densité produit une belle coloration violette qui passe au brun, puis au jaune ;

3° L'acide azotique fumant donne une teinte qui varie du violet à l'indigo. La solution brune devient jaune quand on l'étend d'eau, et orangée quand on la neutralise par la potasse ;

4° L'acide azotique monohydraté versé dans une solution sulfurique de colchicine fait passer sa couleur jaune au vert, puis au violet, ensuite au bleu, puis enfin à la couleur de noix ;

5° La solution sulfurique de colchicine soumise à l'action des vapeurs de brome devient d'un brun orangé sur les bords ;

6° La solution sulfurique de colchicine abandonnée à elle-même pendant dix-huit heures et additionnée d'eau distillée ne change pas de couleur. Si on neutralise la liqueur avec de l'ammoniaque elle devient brune. Si on ajoute un excès d'alcali elle devient rouge brunâtre ;

7° L'acide sulfurique concentré additionné de traces d'acide azotique (réactif d'Erdmann) donne à la colchicine une coloration bleue passagère.

8° Le réactif de Fröhde (acide sulfurique contenant une trace de molybdate de soude) donne une coloration jaune passant au vert jaunâtre, puis redevenant jaune pur après 24 heures.

9° Le tannin donne un précipité dans la solution aqueuse de colchicine au 2,500°. Le précipité disparaît à froid par l'acide sulfurique ou l'acide acétique.

10° Le chlorure d'or versé dans une solution aqueuse de colchicine au 1,000° ne produit d'abord aucune réaction. Au bout de quelques minutes, un léger trouble apparaît et la liqueur laisse déposer des flocons bruns après une demi-heure. Au bout de 24 heures on trouve de l'or réduit.

11° Le bichlorure de platine donne dans les solutions au 125° un léger trouble qui augmente lentement. Après 24 heures le précipité est comme cristallin et ne se dissout pas à froid dans l'acide chlorhydrique.

12° Le bichromate de potasse en solution concentrée donne à la longue un précipité jaune amorphe dans une solution au 500°.

13° L'ioduré de potassium iodé donne un précipité brun-kermès dans les solutions au 25,000°, mais il ne donne pas de précipité en présence du tannin.

14° L'iodure de bismuth et de potassium ainsi que le phosphomolybdate de soude précipitent les solutions de colchicine au 5,000°.

15° Le chlore en solution acqueuse donne avec les solutions de colchicine un précipité jaune qui se dissout dans un excès d'ammoniaque avec une couleur orangée.

16° D'après Flückiger, la solution de colchine trouble le réactif de Mayer en présence des acides minéraux et ne le trouble pas en présence des acides organiques. Elle peut ainsi servir de réactif des acides minéraux.

17° Le bichlorure de mercure, le ferrocyanure de potassium, l'acide phénique, le sulfocyanure de potassium le réactif de Marmé, le cyanure double d'argent et de potassium ne précipitent que les solutions très concentrées et fortement acidulées. Ces réactifs ne peuvent donc servir à caractériser le colchicine.

La place de cette substance dans la classification chimique n'est pas encore bien déterminée. On ne peut considérer la colchicine comme un véritable alcaloïde végétal parce qu'elle n'a pas de propriétés basiques. C'est un corps indifférent qui se dissout dans les acides et les alcalis étendus. Ces solutions se décomposent à la longue en se colorant en jaune et à chaud beaucoup plus rapidement en donnant de la colchicéine. A chaud, la potasse concentrée transforme la colchicine en une matière résineuse brune.

La colchicine existe dans toutes les parties du colchique dans la proportion de 2 à 3 pour 1000, quand elles sont recueillies à l'époque convenable, c'est-à-dire quand elles ont acquis leur complet développement. Ce sont les semences qui varient le moins dans leur composition, parce qu'il est facile de les recueillir au moment de leur complète maturité. Elles renferment de l'acide gallique, environ 6 pour 100 d'huile grasse dans laquelle se dissout une matière résineuse drastique, du sucre cristallisable.

Il me reste à parler d'un principe volatil qu'exhalent toutes les parties du colchique. La plupart des auteurs le considèrent comme un acide volatil, quelques-uns comme un alcali également volatil. J'ai fait quelques essais pour étudier ce principe ; mais il est tellement instable que j'ai pu seulement en constater la présence et en reconnaître la nature sans pouvoir l'isoler.

Pour cela, j'ai distillé dans le bain-marie d'un alambic des bulbes, feuilles et capsules de colchique contusés. Après avoir ajusté un manchon de caoutchouc muni d'un tube de verre à la tubulure inférieure du serpentin, j'ai fait plonger le tube de verre dans un vase contenant de l'eau distillée froide dans laquelle j'avais mis quelques morceaux de papier bleu de tournesol. La vapeur chargée du principe volatil du colchique s'est condensée dans l'eau distillée froide et les papiers de tournesol ont immédiatement pris la teinte pelure d'oignon. Ce phénomène a démontré la présence d'un acide assez énergique, mais tellement instable que l'eau qui l'avait dissout n'avait plus la même réaction acide quelques instants après. Les papiers de tournesol ont conservé la teinte rouge jusqu'au lendemain et j'ai pu les faire virer au bleu en les exposant aux vapeurs ammonicales. Après avoir enlevé le vase plein d'eau, j'ai pu constater qu'il sortait par le tube de verre une vapeur âcre qui, en se répandant dans l'atmosphère, irritait assez fortement les yeux, la gorge et la muqueuse nasale. Elle contenait évidemment l'acide volatil du colchique qui existe à l'état libre dans cette plante. L'existence de cet acide volatil explique certains phénomènes physiologiques déterminés par le contact du colchique sur la peau et dont il sera question plus loin. Je propose de donner à l'acide volatil du colchique le nom d'acide éphémérique (de εφήμερον, nom sous lequel Théophraste désigne ce végétal).

## III

ACTION THÉRAPEUTIQUE DU COLCHIQUE. — MODES D'EMPLOI.

Les médecins de l'antiquité, qui connaissaient les propriétés toxiques du colchique, ne l'employaient pas comme agent thérapeutique. Ils faisaient usage de l'Hermodacte (ερμοδακτυλος de Έρμῆς, Mercure, et δακτυλος, doigt) qui n'est qu'une variété de colchique, le *colchicum variegatum*.

L'efficacité de ce bulbe dans les affections arthritiques fut signalée d'abord par Alexandre de Tralles, vers l'an 580, et confirmée depuis par Paul d'Egine, Avicenne, Mesué et Sérapion. Ce dernier comprend à la fois, le κολχικον de Dioscoride, l'εφήμερον de Théophraste, ainsi que l'ερμοδακτυλος de Paul d'Egine sous le nom de *surugen* ou hermodacte.

Pendant tout le moyen âge cette substance fut abandonnée comme médicament ; mais elle jouit d'une grande vogue comme amulette. On portait le bulbe de colchique suspendu au cou pour se préserver de la peste des fièvres putrides, de la dysentérie et des épidémies les plus dangereuses.

En 1763, Storck vanta les propriétes du colchique sur les hydropisies et un peu plus tard il l'employa pour la goutte et le rhumatisme. A peu près à la même époque on vendail pour guérir la goutte un remède secret, l'eau m édicinale de Husson, qui devait à cette plante la plus grande partie de ses propriétés. Want qui étudia ce remède reconnut que le colchique en était la base et donna la formule de la teinture antigoutteuse qui porte son nom. Depuis cette époque les médecins ont fait usage de ce médicament dans la goutte, le rhumatisme et un grand nombre de maladies qu'il serait trop long de signaler ici.

A tort ou à raison, on a attribué au colchique des propriétés sédatives, drastiques, diurétiques, anthelminthiques, fébrifuges, etc. Aujourd'hui on le réserve pour le traitement de la goutte et des rhumatismes et il peut être regardé comme le véritable spécifique de ces affections.

Dans ce cas spécial, les auteurs ont diversement apprécié son action. Les uns, avec Trousseau et Pidoux, attribuent ses effets curatifs à ses propriétés drastiques ; Monneret même le considère comme un médicament plutôt nuisible qu'utile dans le rhumatisme et doué seulement des propriétés d'un purgatif drastique. Les autres avec Holland, Maclagan et surtout Garrod, prétendent qu'il exerce une action puissante et favorable sur l'évolution de l'inflammation goutteuse. Il réussit même dans les formes larvées et irrégulières de la goutte et dans les manifestations chroniques de la diathèse goutteuse.

Quant à l'opinion de ceux qui prétendent que les succès du colchique sont dus à ses propriétés purgatives, Garrod la contredit d'une façon absolue. « Je puis alléguer, dit-il, que le soulagement qui résulte de l'emploi du colchique ne se produit pas sous l'influence des plus fortes purgations déterminées par d'autres substances. J'ai constaté de plus qu'un amendement rapide des plus vives douleurs de la goutte peut suivre l'emploi du colchique sans qu'il survienne aucune évacuation diarrhéique. » Et il cite à l'appui un grand nombre d'observations.

Suivant le D$^r$ Gardner l'administration du colchique dans la goutte ne produit jamais autant de soulagement que lorsque le médicament agit doucement, silencieusement et sans déterminer aucune action purgative. J'aurai occasion d'insister sur ce point quand je traiterai des préparations pharmaceutiques dont le colchique est la base.

On ne peut aussi attribuer l'action de ce médicament dans la goutte à ses propriétés sédatives puisqu'on ne voit le colchique modifier aucune autre inflammation. De même on ne peut admettre qu'il agisse comme diurétique, éliminant l'urée et l'acide urique en excès, puisqu'il résulte des expériences de Garrod et de Maclagan, vérifiées depuis par d'autres observateurs, que le colchique diminue au contraire presque toujours la quantité des urines rendues et n'a aucune influence sur la quantité d'urée et d'acide urique excrétés.

Gubler n'est pas de l'avis de Garrod ; il n'accorde au colchique aucune action spécifique sur la goutte. Pour lui ce médicament n'est qu'un agent de spoliation, un purgatif cholagogue.

Quoi qu'il en soit, l'expérience a prouvé depuis long-temps et prouve encore tous les jours que le colchique est un médicament héroïque dans les affections goutteuses. Son action curative est aussi sûre que celle du quinquina pour les fièvres intermittentes et elle explique le succès des remèdes secrets qui en contiennent, comme l'eau médicinale de Husson, la teinture de Wilson, le remède de Reynolds, l'antigoutteux de Want, les pilules de Lartigue, la teinture de Cocheux, etc.

Il n'en est pas de même malheureusement dans les rhumatismes ; les recherches de Monneret et les observations plus récentes du professeur Charcot tendent à démontrer son impuissance pour guérir et même soulager le rhumatisme articulaire aigu ou chronique.

Les préparations de colchique inscrites au Codex sont les suivantes :

*Bulbes.*

Teinture : (1 p. de bulbes secs pour 5 p. alcool à 60°.) Dose : de 1 à 4 grammes.

Vin : (30 p. de bulbes pour 500 p. vin de Malaga.) Dose : de 10 à 50 grammes.

Vinaigre : (100 p. de bulbes pour 1200 p. vinaigre blanc.) Dose : de 5 à 20 grammes.

Oxymel : (500 p. de vinaigre de colchique pour 2000 p. de miel. Dose : de 8 à 20 grammes.

Mellite : (100 p. de bulbes inf. dans 300 p. d'eau bouillante et add. de 600 p. de miel.) Dose : 15 à 30 grammes.

### Semences.

Teinture : (100 p. de semences de colchique pulvérisées pour 1000 p. d'alcool à 60°) Dose : 1 à 2 grammes.

Vin : (30 p. de semences de colchique pulvérisées pour 500 p. vin de Malaga.) Dose : de 4 à 20 grammes.

Extrait hydro-alcoolique de semences de colchique. Dose : de 1 à 10 centigrammes.

### Fleurs.

Alcoolature : (1000 p. de fleurs fraîches de colchique pour 1000 p. d'alcool à 90°) Dose : de 1 à 2 grammes.

On prépare également une alcoolature avec les bulbes récents ; mais elle est peu usitée.

Toutes ces préparations sont efficaces ; mais elles présentent toutes, plus ou moins, un grave inconvénient : c'est que leur activité est extrêmement variable en raison des quantités différentes de colchicine qu'elles contiennent. Ces différences tiennent à plusieurs causes dont la première est l'époque plus ou moins convenable de la récolte. Cette considération est de grande valeurs, surtout pour les préparations de bulbes de colchique ; en effet, les bulbes fournis par le commerce sont recueillis en novembre après la floraison ou en mars quand les feuilles et les graines sortent de terre. Dans le premier cas le bulbe a perdu une partie de ses sucs qui ont servi au développement des fleurs; dans le second cas, le bulbe nouveau est trop aqueux et trop tendre, ses tissus n'ont pas encore acquis les qualités nécessaires pour fournir des préparations pharmaceutiques convenables. Il faut que le bulbe ait subi les chaleurs de l'été pour être amené à un état de développement parfait et c'est à ce moment qu'on doit le récolter.

Cette opinion émise par les médecins anglais n'est pas adoptée par un certain nombre d'auteurs; mais je me suis assuré par des expériences minutieuses qu'elle est fondée et que c'est en juillet et août que le bulbe contient le plus de principe actif. Malheureusement la récolte pratique en est presque impossible à ce moment de l'année, puisque la plante ne possède alors ni feuilles ni fleurs qui décèlent sa présence et a son bulbe très profondément enfoncé dans la terre.

Habitant la campagne et un pays où le colchique croît en abondance, il m'a été facile de me procurer une quantité suffisante de bulbes pour les étudier aux différentes époques de leur existence. Voici le résultat de mes investigations.

Au printemps les bulbes nouveaux sont très aqueux, le parenchyme est tendre et contient beaucoup de fécule amylacée. Ils perdent plus par la dessication que ceux qu'on recueille à un autre moment. Ils m'ont donné environ 295 grammes de bulbes desséchés pour 1 kilogramme de bulbes frais.

Pendant l'été le bulbe nouveau, dont le développement est activé par la chaleur, a acquis plus de consistance. Il est gorgé d'un suc laiteux beaucoup plus épais qu'au printemps. Par la dessication 1 kilogramme de bulbes frais m'a donné 350 grammes environ de bulbes secs.

A l'automne, après la floraison, le bulbe qui a donné naissance à celui de l'année suivante est en partie épuisé de ses sucs propres qui ont servi à nourrir le jeune bulbe. Aussi contient-il plus d'amidon et moins d'extractif amer. 1 kilogramme de ces bulbes frais m'a fourni environ 342 grammes de bulbes secs.

Traités par la méthode que j'ai adoptée pour l'extraction de la colchicine, ces bulbes m'ont donné par kilogramme de bulbes desséchés :

$$
\begin{array}{ll}
\text{Bulbes du printemps .} & 1,85 \\
\text{— \quad de l'été.} \ldots & 2,80 \\
\text{— \quad de l'automne .} & 2,15 \\
\end{array}
$$

Il est à remarquer que la quantité de colchicine contenue dans les bulbes de l'été est sensiblement égale à celle que j'ai obtenue en traitant des semences récentes par le même procédé. En effet, 1 kilogramme de semences m'a fourni près de 2 grammes 90 de colchicine.

Cette proportion est assez constante dans les semences pourvu qu'elles ne soient pas trop vieilles ; car de même que les bulbes, quoique à un moindre degré, ces graines s'altèrent en vieillissant et ne fournissent plus autant de colchicine. Je crois même que les préparations officinales perdent de leurs propriétés quand elles sont depuis trop longtemps exposées à l'action de l'air

et de la lumière. Peut-être ces agents transforment-ils
à la longue la colchicine en son isomère, la colchicéine,
dont l'action sur l'économie est bien moins énergique.
Cela expliquerait bien des irrégularités signalées par
les praticiens dans l'action des préparations à base de
colchique.

On sait que la colchicine est transformée en colchicéine sous l'influence des acides, des alcalis et, en
général, de tous les corps oxydants. Sa solution acqueuse ne se conserve même pas; au bout d'un certain
temps elle dépose de la colchicéine qui est peu soluble
dans l'eau. Les solutions dans le vinaigre qui servent
de base à quelques préparations sont aussi extrêmement altérables par la réaction de l'acide acétique sur
l'alcaloïde. Les vins de colchique ne sont pas à l'abri
de décomposition; l'acide tartrique qu'ils renferment
favorise le dédoublement de la colchicine et par suite
ils deviennent presque inertes. Les teintures se conser-
veraient mieux si elles ne contenaient que l'alcaloïde
dissout dans le véhicule; mais l'alcool a dissout également des matières grasses, des principes résineux et
autres qui au contact de l'air et de la lumière déter-
minent l'altération du principe actif.

Je pense qu'il y aurait avantage à substituer aux
diverses préparations du Codex dans lesquelles la colchicine est en proportions extrêmement variables et
mêlée avec d'autres principes inutiles et peut-être même
dangereux (la résine drastique est considérée comme
telle par quelques auteurs), on pourrait, dis-je, rem-

placer toutes ces préparations par l'alcaloïde lui-même ou une de ses combinaisons.

Garrod, dont les écrits font autorité en cette matière, a employé la colchicine allemande et en a obtenu des effets certains et constants. Il l'administre à la dose de 2 à 5 miligrammes dissoute dans l'eau ou un autre véhicule. Il craint cependant que la forme amorphe sous laquelle ce produit se présente ne soit une raison à faire valoir contre son emploi. Aussi souhaite-t-il vivement avoir à sa disposition le principe actif du colchique sous forme cristalline et de composition bien définie. « Alors, dit-il, nous serions mis à même de « prescrire des doses bien définies du médicament, sans « avoir à redouter de voir son énergie varier sous « l'influence des saisons, du sol et de toute autre cir- « constance capable de modifier les propriétés des « remèdes végétaux. »

Ainsi que je l'ai dit plus haut, mes efforts ont été infructueux pour obtenir la colchicine cristallisée ; mais je crois qu'on peut avoir un médicament fidèle et de composition certaine en se servant de la combinaison de la colchicine avec le tannin.

La préparation de ce composé n'offre aucune difficulté en se servant du procédé que j'ai adopté et qui est décrit plus haut. Après avoir obtenu la colchicine amorphe par l'évaporation de l'alcool ou de la benzine, on la redissout dans l'eau distillée, puis on ajoute jusqu'à cessation de précipité une solution filtrée de tannin pur. Le précité recueilli et séché constitue le tannate de colchicine officinal. Il est formé par la combinaison de trois molécules de colchicine avec deux molécules de tannin. Il est légèrement soluble dans l'eau et beaucoup plus soluble dans l'alcool.

J'ai tout lieu de le croire inaltérable à l'air et voici les raisons que je puis alléguer pour soutenir cette opinion :

J'ai exposé pendant un assez long temps du tannate de colchicine humecté à l'air et à la lumière, puis j'a cherché s'il était possible d'en retirer la colchicine. Pour cela j'ai broyé ce tannate en présence d'un peu d'eau avec de l'hydrate de plomb fraîchement précipité. Après un contact suffisamment prolongé, j'ai fait sécher le mélange, puis j'ai traité par l'alcool bouillant. J'ai obtenu par évaporation de l'alcool une quantité de colchicine très rapprochée de celle qu'indique la théorie.

Les expériences physiologiques que j'ai exécutées sur des grenouilles et des souris comparativement avec de la colchicine très pure ne m'ont laissé aucun doute sur l'identité physiologique des deux produits. L'examen chimique m'a donné un résultat analogue. J'ai pu conclure de ces expériences que la colchicine combinée avec le tannin se conserve avec toutes ses propriétés chimiques et physiologiques.

Il serait à désirer que des expériences cliniques fussent faites avec ce produit qui me semble répondre à un besoin réel.

Le tannate de colchicine peut revêtir toutes les formes pharmaceutiques usitées. Sa solubilité dans l'eau et dans l'alcool permet de préparer un vin et une teinture qu'on peut substituer aux préparations analogues qui ont pour base les diverses parties de la plante. Mais il me paraît inutile de préparer avec ce produit aucun médical mot officinal. La commodité de son emploi en nature permettra au médecin de faire absorber ce remède de la façon qu'il jugera la meilleure.

Garrod emploie la colchicine à la dose de 2 à 5 milligrammes. Le tannate contenant les 3|5 de son poids de colchicine pourrait être administré à celle de 3 à 8 milligrammes.

Les formules suivantes me paraissent répondre à toutes les indications.

### *Pilules.*

℞. Tannate de colchicine    0,05
    Excipient    Q. S.
pour faire 30 pilules contenant chacune 1 milligramme de colchicine pure.

### *Vin.*

℞. Tannate de colchicine    0,05
    Vin de Madère                150 grammes.
Chaque cuillerée à café contient  1  milligramme de colchicine pure.

### *Sirop.*

℞. Tannate de colchicine    0,05
    Alcool                              25 grammes
    Sirop de sucre                125    —
1 milligramme de colchicine pure par cuillerée à café.

*Pommade.*

℞. Tannate de colchicine　　　3 grammes
　　Axonge　　　　　　　　　30　—

pour embrocations.

## IV.

ACTION PHYSIOLOGIQUE DU COLCHIQUE.—SES EFFETS TOXIQUES.

J'ai dit plus haut l'opinion des anciens sur les propriétés toxiques du colchique d'automne. Storck, le premier des médecins modernes qui se soit occupé sérieusement de cette plante, dit qu'elle est tellement âcre que, si on la mâche, elle détermine une sensation de brûlure sur le palais, dans la gorge et sur la langue dont elle semble engourdir et paralyser les mouvements.

Cette action externe stupéfiante du colchique a été observée depuis par Albers de (Bonn) qui lui a attribué une action spéciale sur la peau dont il amène l'insensibilité.

En 1874, M. Isidore Pierre a signalé à l'Académie des sciences une action externe bizarre du colchique. En touchant des pistils de cette plante dans une plate-bande, il vit sa main presque tout entière secolorer et prendre la teinte jaune livide des cadavres en décomposition. Il étendit les doigts au-dessus d'une touffe de fleurs et aussitôt le même phénomène se reproduisit

sans contact et en quelques secondes ; puis, la coloro-
tion disparut quand il éloigna sa main. Il répéta l'expérience une vingtaine de fois.

Les manipulations auxquelles je me suis livré pour
étudier le colchique m'ont permis de constater que toutes
les parties de ce végétal exhalent une odeur spéciale,
forte et nauséabonde, surtout le bulbe et les semences.
Quand on coupe ou pile cette substance, elle émet des
émanations d'un principe volatil qui affecte vivement la
muqueuse du nez, la gorge et les organes respiratoires.
Quand on la manie elle colore la peau en jaune, produit
au bout d'un certain temps une sorte de stupéfaction ou
d'anesthésie particulière.

Ces effets spéciaux sont dus à l'acide volatil que j'ai
désigné sous le nom d'*éphémérique*. Il se dégage conti-
nuellement de toutes les parties de la plante, surtout des
feuilles et des organes floraux. Dans l'expérience que
j'ai décrite plus haut, en approchant le dos de ma main
de l'ouverture du tube de verre qui amenait les vapeurs
exhalées par les feuilles de colchique chauffées au bain-
marie, j'ai ressenti l'engourdissement de la peau signalé
par M. Isidore Pierre et qui doit être produit par l'anesthésie des nerfs sensitifs.

Les effets physiologiques internes du colchique sont
ceux d'un irritant local puissant et d'un sédatif du système nerveux sensitif, de la circulation et des fonctions
de calorification. A doses faibles il détermine déjà un
peu de narcose et des phénomènes sensitivo-moteurs,
d'ailleurs très fugaces.

A doses plus fortes, le patient éprouve de véritables

nausées avec chaleur d'estomac ; il a des vomissements et des évacuations alvines, le tout accompagné de malaise, céphalalgie, de collapsus des forces, de tendance sudorale et d'accroissement de la diurèse aqueuse. Les évacuations deviennent alors plutôt bilieuses que muqueuses ; si elles sont très abondantes, la sécrétion urinaire diminue.

Quand des doses très fortes ont été ingérées, le patient éprouve des accidents toxiques et même mortels dont les symptômes sont les suivants : Quatre ou cinq heures après l'ingestion du poison il est pris d'un sentiment de constriction à la gorge avec salivation, soif vive, dysphagie. Puis surviennent des vertiges, des douleurs de ventre avec nausées, vomissements bilieux, selles très abondantes ; la matière des évacuations alvines est souvent glaireuse et mêlée de sang. Le pouls est petit, irrégulier, la respiration embarrassée, la peau froide, l'urine est supprimée. A la suite de cet état nauséeux, cholériforme, le malade tombe dans un coma profond, la respiration devient stertoreuse et la mort a lieu après 12, 24 ou 40 heures, quelquefois après plusieurs jours. Il se produit souvent des accidents convulsifs, des tremblements, des crampes et des secousses tétaniques ; mais ces accidents ne sont pas assez constants pour constituer des symptômes caractéristiques de l'empoisonnement par le colchique.

Lorsque les malades guérissent, ils restent pendant longtemps affaiblis, prostrés ; le ventre est douloureux, les selles fréquentes avec épreintes et on ne saurait mieux comparer les accidents consécutifs à l'emploisonnement par le colchique qu'à la convalescence de la dysenterie.

L'empoisonnement criminel par le colchique est extrêmement rare ; Galtier n'en cite qu'un seul cas. Mais l'empoisonnement accidentel s'est produit assez fréquemment soit par la substitution fortuite de préparations de colchique à d'autres médicaments, soit par l'absorption de doses immodérées de remèdes secrets à base de colchique qui sont la plupart du temps employés par les goutteux à tort et à travers. Il peut arriver qu'exaspéré par les douleurs atroces de la goutte, un malade exagère la dose du remède dans l'espérance d'amener plus rapidement le soulagement de ses souffrances et qu'il absorbe une quantité suffisante du remède pour amener de graves accidents. Ces accidents sont d'autant plus fréquents, que l'homme ne s'habitue point à l'usage du colchique. On voit des doses longtemps continuées paraître assez bien tolérées ; puis tout d'un coup, sans motif connu, une dose aussi faible que les précédentes entraîne des accidents très graves, ainsi qu'il arrive avec la strychnine ou avec la digitale.

Pour éviter de semblables malheurs, il serait à désirer que la vente des remèdes secrets contenant du colchique fût sévèrement prohibée et que les préparations de cette substance ne pussent être délivrées que sur ordonnances du médecin.

La quantité suffisante pour amener la mort dépend de la nature de la préparation et de son état de conservation. Le vin de colchique qui est souvent employé a donné la mort, dans deux cas cités par Taylor, à la dose de 30 à 45 grammes. Casper cite le cas d'individus empoisonnés après avoir pris chacun environ un verre de vin de colchique. J. Roux rapporte l'empoisonnement accidentel de cinq forçats, au bagne de Toulon, par 60 grammes de vin de colchique qui furent administrés à chacun d'eux au lieu de vin de quinquina qui leur avait été prescrit. Ils moururent tous les cinq après de vives souffrances. Chez les enfants une dose beaucoup moindre aurait suffi pour donner la mort.

Les animaux herbivores touchent rarement aux feuilles du colchique qu'ils rencontrent dans les prairies

Ils ne le font que lorsqu'on les conduit aux pâturages au commencement du printemps ; alors les feuilles du colchique qui commencent à sortir de terre sont encore tendres et n'ont pas complètement acquis l'odeur nauséeuse qui les caractérise. D'un autre côté, les animaux nourris pendant tout l'hiver avec du fourrage sec se jettent avec avidité sur la première verdure qu'ils trouvent, et absorbent ainsi une suffisante quantité de colchique pour amener la mort. Les feuilles de cette plante desséchées et mêlées au foin peuvent même, quoi qu'elles aient perdu beaucoup de leurs propriétés toxiques, déterminer de graves accidents chez les différents herbivores. Les fleurs de colchique ne sont pas moins dangereuses que les feuilles ; j'ai vu plusieurs veaux qui en avaient mangé succomber à une violente inflammation de l'intestin.

Chez les animaux herbivores on remarque les symptômes suivants : Inappétence, irrumination, grincements de dents, ptyalisme, douleurs de ventre, regard dirigé vers le flanc, diarrhée abondante fétide et souvent sanguinolente. Les urines sont claires et abondantes ou quelquefois d'une émission difficile accompagnée d'ardeur et d'hématurie; la sécrétion du lait est supprimée brusquement chez les femelles qui allaitent et les mamelles deviennent flasques et flétries; l'avortement se produit souvent chez celles qui sont pleines. La respiration devient courte et difficile, le pouls petit, concentré et intermittent, les muqueuses se décolorent, les poils deviennent ternes, la peau sèche et froide, la chaleur naturelle abandonne les membres, les oreilles et les cornes. Puis on remarque des désordres nerveux dont les plus remarquables sont les suivants : Agitation des membres postérieurs, piétinement continuel, locomotion difficile, tremblements musculaires, convulsions, yeux larmoyants enfoncés dans les orbites, pupilles dilatées. Puis, abattement, coma, insensibilité générale, paraplégie et mort.

Les alcaloïdes du colchique, d'après Schroff de Vienne, sont toxiques à très faible dose. Les nombreuses expériences qu'il a faites lui ont donné les résultats ci-après :

Un centigramme de colchicine fait périr un lapin après 12 ou 15 heures.

Cinq centigrammes du même alcaloïde tuent un lapin en quelques minutes.

Quant à la colchicéine, Schroff prétend qu'elle est plus vénéneuse que la colchicine et qu'un centigramme tue un lapin en 10 à 12 heures. Ici Schroff est en désaccord avec Oberlin qui assure que la colchicéine n'est pas vénéneuse et qu'absorbée, même à la dose de 50 centigrammes, elle n'occasionne que quelques accidents passagers. Ludwig et Hubler sont de l'avis d'Oberlin. Je puis ajouter que les expériences physiologiques que j'ai faites sur les grenouilles et les souris ne m'ont laissé aucun doute sur l'innocuité relative de la colchicéine.

En effet, un centigramme de colchicine dissout dans quatre fois son poids d'eau et injecté au moyen de la seringue de Pravaz sous la peau d'une grenouille ou d'une souris, a tué ces animaux en trois ou quatre heures. La même expérience répétée en employant une dose quintuple de colchicéine n'a pas paru affecter sensiblement les mêmes animaux. La souris n'est morte que le surlendemain de l'expérience et la grenouille a survécu plusieurs jours.

### RECHERCHES TOXICOLOGIQUES.

Comme la mort ne vient qu'un certain temps après l'ingestion du poison, on devra rechercher l'alcaloïde dans le gros intestin, les reins, les urines, ainsi que dans les matières des vomissements. L'absorption de ce poison se fait très lentement ; d'après Speyer, il est absorbé par le sang et excrété par l'urine. Aussi est-ce dans les reins et les urines qu'on doit le rechercher de préférence.

Dans les recherches qu'il fit à l'occasion d'un empoisonnement qui eut lieu à Berlin avec du vin de colchique, Wittstock opéra de la manière suivante : Il délaya le contenu de l'estomac avec une grande quantité d'alcool additionné de quelques gouttes d'acide chlorhydrique. Après un contact suffisamment prolongé, le mélange fut filtré et la liqueur évaporée en consistance sipureuse à une température inférieure à + 40°. Il reprit le résidu par l'eau distillée qui sépara la matière grasse. Après une nouvelle filtration et une évaporation ménagée le résidu fut redissout dans de l'alcool concentré qui précipita plusieurs autres corps étrangers. Il additionna la solution filtrée et évaporée en consistance sirupeuse d'une quantité suffisante d'eau distillée pour obtenir un volume de 30 centilitres, puis il traita le tout par 2 gr. de magnésie et 90 grammes d'éther. Ce dernier fut enlevé après une digestion prolongée et abandonné à l'évaporation spontanée. Le résidu fut traité par l'eau distillée pour séparer le reste du corps gras et la solution aqueuse fut soumise aux réactifs spéciaux de la colchicine.

Ce procédé qui diffère à peine de la méthode de Stas a, dans le cas particulier qui nous occupe, un grave inconvénient : c'est l'insolubilité de la colchicine dans l'éther. Il est vrai que pour cette substance, comme il arrive pour la morphine qui est également insoluble dans l'éther, l'inconvénient est atténué par l'état naissant où elle se trouve quand on le soumet à l'action du dissolvant. Alors la colchicine se dissout un peu dans l'éther parce qu'elle ne se trouve pas dans un état de cohésion aussi parfait que plus tard. Mais il est indubitable qu'on peut perdre une certaine quantité de toxique en employant l'éther comme dissolvant.

Ayant eu à ma disposition le cadavre d'une vache empoisonnée par le colchique, j'ai pu étudier comparativement plusieurs procédés indiqués par les auteurs pour retrouver la colchicine dans les organes des animaux et je suis arrivé à un résultat assez satisfaisant.

Le procédé qui m'a le mieux réussi est peu différent de la méthode générale indiquée par Dragendorff pour la recherche des alcaloïdes.

On coupe les organes par petits morceaux avec des ciseaux et on les fait digérer deux fois successives avec le triple de leurs poids d'eau distillée additionnée d'un peu d'acide acétique. Les deux liquides réunis et assez fortement colorés sont agités dans un flacon avec la moitié de leur poids de pétrole léger qui ne dissout par la colchicine mais débarrasse la liqueur d'une certaine quantité de corps étrangers solubles dans ce véhicule. Le liquide se sépare en deux couches; la couche supérieure composée du pétrole et des substances qu'il a dissoutes est enlevée au moyen d'une pipette; puis on filtre la couche inférieure et on l'évapore en consistance sirupeuse avec précaution. On ajoute de l'alcool concentré et on laisse en contact pendant vingt-quatre heures : la colchicine reste dissoute dans la liqueur tandis que certaines matières se séparent. Le liquide filtré et évaporé pour retirer l'alcool est étendu d'eau distillée et additionné de benzine pure avec laquelle on l'agite. On réitère cette opération une seconde fois pour bien dissoudre toute la colchicine. La benzine enlève en effet la colchicine au liquide acide qui la contient et se sépare en une couche surnageante qu'on enlève au moyen d'une pipette. Par évaporation spontanée on obtient un résidu amorphe jaunâtre qu'on peut soumettre à l'action des réactifs qui caractérisent la colchicine.

J'ai traité ainsi les parois stomacales, les reins et l'urine contenue dans la vessie. J'ai obtenu une quantité suffisante d'alcaloïde pour exécuter les réactions suivantes :

Après avoir redissout le résidu jaune amorphe dans une très petite quantité d'eau distillée, je l'ai divisé en deux portions, dont l'une a été conservée pour les expériences physiologiques.

L'autre portion a été mise dans plusieurs capsules de porcelaine et verres de montre que j'ai introduits sous une cloche avec de la chaux caustique et quelques fragments de chlorure de calcium sec. Quelque temps après le fond de ces petits vases s'est trouvé couvert d'une sorte d'enduit jaunâtre amorphe sur lequel j'ai fait les expériences ci-après :

1° Une goutte d'acide sulfurique concentré versée dans l'une de ces capsules m'a donné une coloration jaune intense. Au bout de vingt-quatre heures, j'ai ajouté au moyen d'un petit tube de verre une gouttelette d'acide azotique monohydraté. La couleur a passé au jaune, puis au violet et au jaune pâle ;

2° Une goutte d'acide azotique monohydraté ajouté dans une autre capsule a donné immédiatement une belle coloration violette qui est passée au brun puis au jaune ;

3° Le réactif d'Erdmann (acide sulfurique concentré additionné de traces d'acide azotique) m'a donné une coloration bleuâtre passagère.

4° Le réactif de Föhde a produit une couleur jaune qui a passé au vert jaunâtre et est redevenue jaune.

5° Une petite quantité du résidu dissout dans l'acide sulfurique a été exposée aux vapeurs de brome, la liqueur est devenue d'un brun orangé sur les bords.

Ces cinq réactions caractérisent parfaitement le colchique, et si quelques-unes sont communes avec d'autres alcaloïdes, il n'en est pas moins vrai que leur ensemble constitue un moyen sûr de reconnaître la présence de cette substance. On peut encore essayer la réaction de l'ammoniaque qui colore en brun la solution sulfurique de colchicine.

Avec la portion de matière mise en réserve j'ai fait quelques expériences physiologiques qui ne m'ont donné aucun bon résultat. Pour influencer les animaux soumis à l'expérimentation, il faut une quantité de substance trop considérable et on n'observe pas de symptômes bien caractéristiques.

Jolyet a décrit les effets de la colchicine sur les gre-- nouilles ; il lui attribue une action analogue à celle de la strychnine, mais beaucoup plus lente. Ses effets sont différents de ceux de la vératrine qui est un poison du muscle, tandis que la colchicine agit directement sur a moelle. L'animal empoisonné est saisi d'abord d'un brusque mouvement convulsif avec raideur, puis des secousses répétées que la moindre excitation suffit pour produire.

Les souris sur lesquelles j'ai essayé la colchicine injectée sous la peau au moyen de la seringue de Pravaz éprouvent à peu près les symptômes que Jolyet a décrits dans son mémoire ; mais ils sont plus difficiles à observer que sur les grenouilles. Les phénomènes les plus apparents sont les suivants : Au bout de 7 à 8 minutes, l'animal éprouve comme des convulsions tétaniques violentes avec des alternatives de calme. Le moindre attouchement au moyen d'une petite baguette suffit pour amener des contractions musculaires qui se produisent par petites secousses très rapprochées. La respiration paraît devenir très fréquente et les mouvements du thorax extrêmement rapides. Les convulsions et les contractions musculaires continuent ainsi en s'affaiblissant, et ou bout de quelques heures la souris est comme insensible, les attouchements n'excitent plus ni convulsion ni contraction. La vie n'est pas encore arrêtée, mais les mouvements respiratoires sont à peu près suspendus. Le cœur bat encore mais irrégulièrement et au bout de quatre à cinq heures l'animal meurt dans un collapsus profond. Les souris ne vomissent pas sous l'influence de la colchicine, mais la sécrétion urinaire paraît augmentée.

On voit que ces phénomènes ne sont pas assez remarquables pour caractériser ce toxique dans une expertise médico-légale. On devra se contenter de réactions chimiques exécutées sur le résidu jaune amorphe obtenu. Elles sont assez spéciales à la colchicine pour donner à l'expert la conviction que ce poison existe dans les organes soumis à ses investigations, surtout dans le cas où les résultats obtenus sont confirmés par les renseignements fournis par l'instruction judiciaire.

Le tableau suivant fera voir d'un coup d'œil les principales réactions de la colchicine comparativement à celles des alcaloïdes avec lesquels on pourrait la confondre :


Vu, bon à imprimer :
*Le Directeur de l'École de pharmacie :*
CHATIN.

Vu et permis d'imprimer :
*Le Vice-Recteur de l'Académie de Paris,*
GRÉARD.

| | Acide sulfurique concentré pur. | Réactif d'Erdmann. | Réactif de Frohde. | Acide azotique concentré pur. | Acide azotique aj. à la solution sulfurique. | Vapeurs de brome sur la solution sulfurique. |
|---|---|---|---|---|---|---|
| Colchicine.. | Col. jaune intense. | Col. bleue passagère. | Col. jaune, puis verte et redevient jaune. | Violet, puis brun passant au jaune. | La solution jaune passe au violet, puis au bleu et au brun jaunâtre. | Col. brune orangée sur les bords. |
| Caféine........ | Pas de color. | Pas de color. | Pas de color. | Pas de color. | Action nulle. | Bords orangés. |
| Cubébine..... | Teinte viol. ardois. | Teinte ardoisée. | | Jaune. | Violet passant au brun. | |
| Vératrine.... | Jaune orangé puis au rouge groseille. | Jaune orangé puis rouge. | Jaune intense. | Jaune faible. | La teinte jaune s'éclaircit. | Col. rouge cerise on violette. |
| Delphine..... | Col. brune. | Col. brune. | | Jaune. | La col. brune s'éclaircit. | |
| Aconitine.... | Jaune brunâtre, p. au violet et au brun. | Col. jaune vive. | Jaune brunâtre. | Jaune faible. | La col. jaune brunâtre passe au jaune clair. | Col. rouge brunât. |
| Atropine..... | Pas de color. | Pas de color. | Pas de color. | Cristaux bruns, solution incolore. | Incol. | Col. jaune sur les bords. |
| Strychnine.. | Pas de color. | Pas de color. | Pas de color. | Jaune clair, dev. plus foncé. | Incol. | Col. brune sur les bords jaunisssant, 24 heures. |
| Digitaline.... | Col. brune. | Col. brune. | Orangé foncé, puis rouge br. et jaune. | Brun faible. | Jaune faible. | Col. violette. |



Paris. — A. PARENT, imp. de la Faculté de Médecine, r. M.-J.-Parrot, 52, M.-le-Prince, 31.